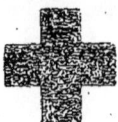

LA

TUBERCULOSE

CONFÉRENCE

Faite le 31 Mars 1900

Pour l'Association des Dames Françaises

DANS LE GRAND AMPHITHÉATRE DE LA SORBONNE

PAR

M. LE Dr THOINOT, ✳

PROFESSEUR AGRÉGÉ A LA FACULTÉ DE PARIS,

MÉDECIN DE L'HÔPITAL St-ANTOINE.

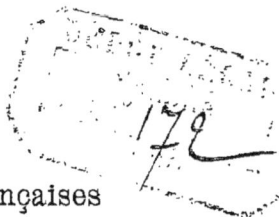

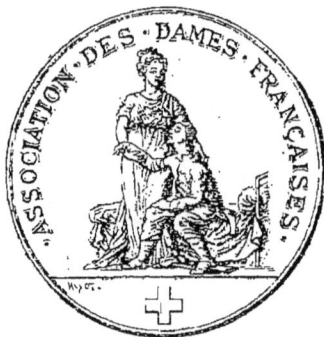

AMIENS

TYPOGRAPHIE DE PITEUX FRÈRES

32, RUE DE LA RÉPUBLIQUE, 32

1900

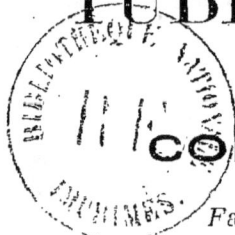

LA

TUBERCULOSE

CONFÉRENCE

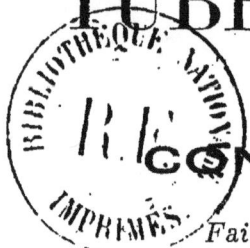

Faite le 31 Mars 1900

Pour l'Association des Dames Françaises

DANS LE GRAND AMPHITHÉATRE DE LA SORBONNE

PAR

M. LE Dr THOINOT, ✳

PROFESSEUR AGRÉGÉ A LA FACULTÉ DE PARIS,

MÉDECIN DE L'HÔPITAL St-ANTOINE.

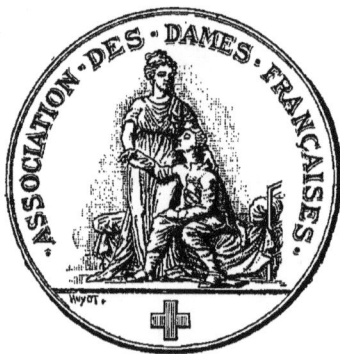

AMIENS

TYPOGRAPHIE DE PITEUX FRÈRES

32, RUE DE LA RÉPUBLIQUE, 32

—

1900

L'AVANT-PROPOS

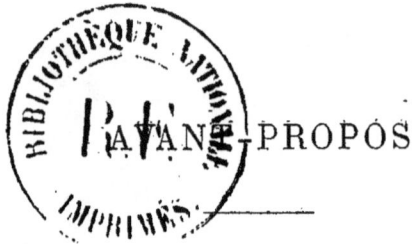

Le but de l'Association, en conviant ses Membres à venir entendre un savant tout particulièrement compétent, était de les mettre en état d'employer efficacement leur zèle à combattre ce fléau de la phtisie qui décime la population française, y entretient la misère et amoindrit, d'une manière très inquiétante, la défense nationale. M. le Dr Thoinot a été écouté avec une religieuse attention ; les Dames de l'Association, déjà bien préparées par leurs études et leurs travaux antérieurs, ont parfaitement compris l'importance et la grande utilité de ses conseils ; elles seront certainement les missionnaires avancées de la lutte que le xxᵉ siècle va voir se dérouler entre la science moderne et l'un des microbes les plus destructeurs de l'humanité ; elles deviendront, en temps de paix, les collaboratrices de nos savants hygiénistes, comme elles sont en temps de guerre, les aides précieuses des médecins de l'armée.

Aussi, en songeant à tout le bien qu'elles vont pouvoir désormais répandre autour d'elles, le Secrétaire général de l'Association ne s'est pas contenté de remercier l'éminent Conférencier, il a tenu à lui exprimer du fond du cœur la profonde reconnaissance de l'*Association des Dames françaises*, et à lui dire qu'il les trouvera toujours prêtes à marcher sur ses pas, dans les voies fécondes des progrès de l'hygiène publique et de l'hygiène des familles.

Paris, le 2 avril 1900.

LA TUBERCULOSE

CONFÉRENCE

Faite le 31 Mars 1900, pour l'Association des Dames françaises,

DANS LE GRAND AMPHITHÉATRE DE LA SORBONNE

Par M. le Docteur THOINOT, ✳

Professeur agrégé à la Faculté de Paris, Médecin de l'Hôpital Saint-Antoine.

Mesdames, Messieurs,

L'*Association des Dames françaises* m'a fait l'honneur de me demander une Conférence et de me proposer comme sujet cette maladie à laquelle il faut que nous fassions tous une guerre impitoyable : *la Tuberculose*.

Pour nous frapper, la tuberculose emprunte des formes diverses à chacune desquelles le langage médical a donné un nom particulier, et ces formes variées vous les connaissez toutes.

La première, la plus redoutable par sa fréquence, sinon par sa gravité, celle qu'on rencontre à chaque pas, — le mot n'est pas exagéré — c'est la *tuberculose* ou *phtisie pulmonaire :* amaigri, décharné, le malade, *le poitrinaire*, tousse sans cesse et, suivant une expression vulgaire, qui n'est d'ailleurs que la traduction littérale de la réalité, il *crache ses poumons*.

Vous savez aussi ce qu'est la *méningite tuberculeuse*, cette horrible affection qui plonge l'enfant dans la fièvre, les convulsions, le délire et l'emporte en quelques jours, en dépit des soins les plus dévoués, condamnés d'avance à l'impuissance.

Le *carreau* ou le *gros ventre* des enfants en bas âge est lui aussi une affection tuberculeuse qui frappe l'intestin et les ganglions abdominaux. Tuberculeuse aussi est la *coxalgie* et tuberculeuse encore la *tumeur blanche* du genou. L'énumération des affections tuberculeuses serait longue encore si je désirais la faire complète, mais je n'ai voulu que vous rappeler les aspects les plus connus de la maladie : à vrai dire, il n'est pas un organe de l'économie qui lui échappe.

La forme qui prime toutes les autres c'est incontestablement, je vous l'ai dit, la tuberculose pulmonaire, la phtisie. La phtisie se rencontre sur tous les points du globe, et partout elle exerce d'énormes ravages. Elle décime les régions tempérées comme les contrées torrides ou glaciales, les terres humides ou sèches, les vallées les plus élevées, comme les plaines les plus basses. S'il est une région qu'elle n'ait pas encore visitée, soyez certains que cette région paiera tribut à son tour le jour où un premier phtisique y pénètrera, apportant le premier germe. On a dit avec raison que dans les pays d'Europe 3 pour 1000 au moins des sujets succombent à la phtisie pulmonaire, et que le septième au moins de l'ensemble des décès est dû à cette maladie.

En France on peut sans crainte d'exagération, et même avec la conviction d'être au-dessous de la réalité, affirmer qu'il disparaît chaque année quelque 150,000 de nos concitoyens par phtisie pulmonaire : c'est dire en d'autres termes, avec M. Brouardel, que si, au lieu d'être disséminée sur toute l'étendue du territoire, cette mortalité par phtisie était concentrée sur un point, il disparaîtrait chaque année une ville ayant la population de Toulouse, ou une population supérieure à celle du Havre ou de Rouen.

Les statistiques recueillies à Paris, qui est un des gros foyers de phtisie en France, — mais non le plus gros : le premier rang appartient en l'espèce au Havre — nous montrent qu'en 1897, par exemple, il y a eu pour 2,511,629 habitants 46,958 décès au total et que 12,311 de ces décès ressortissent à la phtisie. En d'autres termes, il est mort à Paris 49 sujets sur 10,000 de phtisie, et plus du quart des décès totaux a été fourni par cette affection.

Nulle maladie n'exerce donc d'aussi terribles ravages parmi nous, et les plus redoutées, la fièvre typhoïde, la diphtérie, — je parle du temps où le sérum de notre illustre compatriote M. Roux n'était pas en usage — le cancer, etc., ne peuvent se comparer, même de bien loin, à la phtisie !

La statistique parisienne nous montre encore à quel point la phtisie l'emporte en fréquence sur les autres formes de tuberculose : celles-ci en se réunissant ne fournissent pas le septième des décès que cause à elle seule la phtisie pulmonaire. Il est intéressant enfin de savoir que tous les âges sans exception payent tribut à la tuberculose pulmonaire, mais que la période de 20 à 50 ans est de beaucoup la plus frappée.

Si la tuberculose pulmonaire est aussi universellement répandue, si elle frappe et enlève tant de sujets, c'est qu'elle présente au plus haut degré le caractère d'être contagieuse : la contagion domine et explique toute l'histoire de cette affection. Cette notion de la contagion est fort ancienne et elle semble, aux siècles passés et au commencement même de celui-ci, avoir été non seulement notion scientifique, mais encore notion vulgaire. Les grands anatomistes anciens aimaient peu, dit-on, à faire des recherches sur les cadavres des phtisiques par crainte de contagion. En 1750, à Naples, on faisait brûler sur la place publique le mobilier d'une femme morte de la poitrine. En Espagne, en Portugal, au siècle dernier encore, la même mesure de désinfection radicale était édictée par les autorités publiques pour le traitement du mobilier et des hardes des phtisiques décédés.

Il y a soixante ans même, G. Sand arrivant avec Chopin aux Baléares eut à subir force tribulations lorsque le bruit se fut répandu que l'illustre musicien était poitrinaire.

Paganini, vers le même temps, eut, pendant son séjour à Naples, une aventure des plus singulières. Une rechute très grave de sa maladie ordinaire l'ayant saisi, il crut qu'un air plus léger serait meilleur pour lui, il se logea au quartier Saint-Elme. L'effet ayant été précisément le contraire de ce qu'il espérait et son état empirant, le bruit se répandit qu'il était *étique*. Or, à Naples, l'opinion populaire est que l'*étisie* est un mal contagieux. Le propriétaire de la maison, effrayé d'avoir chez lui un homme qu'il croyait mourant de cette maladie, eut l'inhumanité de faire descendre dans la rue le lit du malade et tout ce qui lui appartenait.

Avec un médecin célèbre, et dont le nom vous est certainement connu, Broussais, commença, dans les premières années du XIXᵉ siècle, une réaction contre cette idée de la phtisie contagieuse, réaction qui devait durer jusqu'en 1865. Laënnec, qui a créé l'histoire médicale de la tuberculose pulmonaire, hésitait lui-même à croire à la contagion. La phtisie n'était plus qu'une simple maladie de misère et de déchéance, le terme ultime de toutes les maladies chroniques !

Un médecin français, dont le nom mérite de demeurer inoubliable, Villemin, vint, en 1865, ressusciter à l'Académie de Médecine, avec preuves scientifiques abondantes et solides à l'appui, la notion de contagion de la phtisie. L'émoi fut grand, la résistance acharnée, mais

Villemin avait en main des armes sûres : il vainquit, et cette contagion qu'il affirmait en 1865, il n'est plus personne pour la nier aujourd'hui. Elle s'impose d'ailleurs à qui sait observer, comme s'impose l'évidence. L'observation démontre sans réplique que le fait de vivre auprès d'un phtisique, et surtout de lui donner des soins, crée une redoutable chance de contagion : tous ceux qui s'exposent ne sont pas frappés, mais le nombre des atteints est grand.

Quand la phtisie pulmonaire a pénétré dans un ménage, l'époux malade peut contagionner son conjoint : les enquêtes faites en Angleterre, en Allemagne, en France sur la contagion conjugale de la tuberculose ne laissent aucun doute sur ce point.

S'il fallait une démonstration sans réplique du danger qu'il y a à soigner les phtisiques, le tribut élevé que paye à la tuberculose pulmonaire le personnel infirmier des hôpitaux de tous les pays ferait facilement cette démonstration. En 1884, dans ses leçons sur la tuberculose, un des maîtres de la Faculté de Paris, le professeur Debove, disait ceci : « A l'hospice de Bicêtre, je suis, non pas frappé, mais effrayé du chiffre des phtisiques fourni par le personnel infirmier. » Et la situation est la même aujourd'hui encore à Paris, et elle est à l'étranger ce qu'elle est en France, car il s'agit ici d'une loi générale.

Le Dr Cornet, de Berlin, a recherché, il y a quelques années, ce qu'était la mortalité par phtisie pulmonaire dans les ordres religieux adonnés aux soins des malades en Prusse, et voici ce que l'enquête lui a révélé. Sur un personnel de 5,470 religieuses, les deux tiers, je dis bien les deux tiers, disparaissent enlevés par la phtisie pulmonaire !

Quand il pénètre un phtisique dans ces agglomérations fermées que constituent par exemple les prisons, les couvents, où les contacts avec le sujet contaminé sont journaliers et pour ainsi dire intimes, la phtisie a bientôt fait de décimer la population de l'établissement.

Voulez-vous des exemples encore plus typiques ? Ils nous seront fournis par les médecins de campagne qui ont assisté maintes fois à la scène suivante : dans un village, où jusque-là la tuberculose pulmonaire était absolument ignorée, pénètre un jour un phtisique, et tous ceux qui l'approchent vont désormais subir la contagion. Les exemples abondent : je choisis le suivant, dû au Dr Bergeret, d'Arbois. Une famille de cultivateurs se compose du père, de la mère et de trois garçons de constitution vigoureuse, sans aucune tare héréditaire : la tuberculose était absolument ignorée dans la famille, comme dans le village. L'aîné des fils devient soldat et contracte la phtisie au régiment. Il retourne au village ; sa mère le soigne, elle devient phtisique ; le fils cadet, le fils puiné, le père lui-même subissent tous le même sort successivement. Le père est soigné par une voisine charitable qui devient phtisique et communique la maladie à son mari.

J'ai lu, je ne sais plus dans quel recueil, mais le fait m'a vivement frappé et je l'ai retenu, que la population d'une île océanienne vivait il y a de longues années ignorant à la fois et les bienfaits de la civilisation et les méfaits de la tuberculose. Un navigateur passa qui découvrit cette île, et à quelque temps de là y débarqua une dame anglaise animée des meillleures intentions à l'égard de ces pauvres sauvages. Elle les civilisa certainement, mais par malheur elle était phtisique, et elle contagionna ses catéchumènes ; la contagion tombant sur ces terrains jusque-là vierges produisit d'épouvantables effets : la population de l'île fut décimée par la phtisie pulmonaire. L'exemple est typique.

*
* *

La phtisie pulmonaire est donc une maladie contagieuse ; elle est même presque le type achevé de la maladie contagieuse. Or, toute maladie contagieuse est constituée par un germe, par un parasite. Ce parasite vient s'implanter sur un être humain, vit à ses dépens, et, de ce fait, crée la maladie. Puis ce parasite sort de l'organisme malade pour aller s'implanter sur un autre individu sain jusque-là, et sur cet individu il produit, par le même mécanisme, la même maladie : telle est en quelques mots la conception très simple de la maladie contagieuse, telle que nous l'ont faite les travaux de notre illustre Pasteur et ceux de ses continuateurs, soit ses élèves, tels que Roux, Nocard, Metchnikoff, etc., soit ses émules, tels que Koch, de Berlin ; je ne cite que les plus célèbres.

Le problème à résoudre pour la connaissance d'une maladie contagieuse comporte donc la recherche des solutions suivantes : quel est le parasite qui fait la maladie ? Comment sort-il de l'organisme malade ? Comment et par quelles voies pénètre-t-il dans l'organisme sain, pour en faire sa résidence et y produire la maladie ? Ce problème, avec ses solutions diverses, se pose pour la phtisie pulmonaire.

Il y a longtemps, trente-cinq ans déjà, — c'était en 1865 — que notre illustre compatriote Villemin a soulevé le voile qui couvrait cette question de la phtisie. La phtisie, disait-il, est contagieuse, et l'élément dangereux c'est le crachat qui sort de la bouche du phtisique. Ce crachat du phtisique, il l'inoculait au lapin, et le lapin devenait tuberculeux. Mieux encore, il arrosait de l'ouate avec des crachats de phtisique et les laissait.

dessécher sur cette ouate. Puis il faisait piétiner cette ouate par des cobayes qui soulevaient la poussière formée par les crachats desséchés, respiraient cette poussière et devenaient tuberculeux pulmonaires.

Dans ces expériences de Villemin est contenu tout le secret de la contagion de la phtisie. C'est par le crachat du malade qu'elle s'effectue, ou pour mieux dire c'est par le crachat *desséché*, par la *poussière* du crachat tuberculeux. Cette poussière vient-elle à être respirée par un sujet sain, c'est-à-dire vient-elle à pénétrer dans les voies respiratoires, ce sujet court le danger de contracter la phtisie pulmonaire.

Le crachat du phtisique, maintenu à l'état humide, n'est pas dangereux ; le crachat desséché, formant une poussière qui peut voler dans l'air et parvenir aux voies respiratoires de l'homme sain, est l'élément par excellence de la contagion de la phtisie.

Retenez ce fait capital, tel qu'il résulte des expériences de Villemin : ce qui peut demeurer encore obscur dans le mécanisme de la contagion par les crachats du phtisique s'éclairera tout à l'heure.

Les expériences de Villemin sur le danger des crachats tuberculeux desséchés ont été maintes fois répétées et toujours confirmées : laissez-moi vous citer seulement les expériences du Dr Cornet, de Berlin. Cornet recueille les poussières déposées sur les murs et les meubles des locaux où des phtisiques vivent et crachent à terre sans précaution, c'est-à-dire salles d'hôpital hébergeant des phtisiques, appartements particuliers logeant des phtisiques, etc. Ces poussières contiennent nécessairement des parcelles de crachats tuberculeux desséchés. Cornet les inocule à des cobayes et ces cobayes deviennent tuberculeux.

Dans une autre expérience plus typique encore, car elle reproduit la réalité même, Cornet répand sur un tapis, dans un local, des crachats de phtisique et les dessèche en versant sur eux de la cendre. Il enferme dans le local 48 cobayes et les place les uns sur le tapis même, les autres à diverses hauteurs. Il balaye alors rudement le tapis de façon à en faire voler la poussière dans tout le local, et à la faire respirer aux cobayes : sur les 48 animaux, 46 contractent la tuberculose pulmonaire !

Les expériences de Villemin et de ses continuateurs conduisaient à cette conclusion irréfutable : la tuberculose pulmonaire est contagieuse et le germe de la maladie est contenu dans les crachats Il ne restait plus qu'à découvrir ce germe et ce fut Robert Koch qui eut l'honneur de cette découverte : elle date de 1882 et elle a établi l'histoire de la contagion tuberculeuse tout entière, aussi bien celle de la phtisie que celle des autres formes de tuberculose, sur des bases solides. Le germe de la tuberculose n'était plus une simple hypothèse logiquement déduite des faits : il devenait avec R. Koch une réalité, un être tangible, un être maniable qui allait se prêter aux expériences les plus variées, et qui allait nous livrer des secrets jusque-là si bien cachés à nos investigations.

Ce fut dans les crachats des phtisiques que Koch découvrit le parasite, le bacille qui produit la maladie et qui porte à juste titre son nom ; et ce bacille, il le trouva ensuite dans toutes les autres formes de la tuberculose : méningite tuberculeuse, tuberculose intestinale, tumeurs blanches de la hanche, du genou, etc... La tuberculose, sous ses diverses formes, est *une,* et elle est le produit unique et constant du petit être découvert par le savant allemand. Une seule chose diffère d'une forme de tuberculose à l'autre, c'est l'organe humain habité par le parasite : dans la phtisie pulmonaire c'est le poumon, dans la méningite tuberculeuse ce sont les enveloppes du cerveau, dans le carreau c'est l'intestin et les ganglions contenus dans l'abdomen, dans la coxalgie c'est l'articulation de la hanche, etc.....

Et maintenant, voyez combien est simple la conception de la tuberculose pulmonaire.

Le parasite, le bacille de Koch, a pénétré dans le poumon d'un être humain, il s'y installe, s'y multiplie avec une rapidité effrayante, et c'est la substance même du poumon qui va fournir à la vie dévorante de ces millions, de ces milliards de petits êtres éclos successivement du premier qui pénètre dans l'organe. Le poumon est littéralement rongé par eux, et le malade en rejette avec ses crachats des débris contenant en abondance infinie le parasite.

Vous voyez que le langage vulgaire a raison quand il dit qu'un phtisique crache ses poumons, et ce sont des milliers de bacilles de Koch que renferme chaque crachat d'un phtisique.

La gangue du crachat humide englobe les bacilles projetés au dehors par le phtisique, et le bacille ainsi emprisonné est immobilisé. Mais cette gangue vient-elle à se dessécher, le crachat tombe en poussière ; cette poussière se désagrège bientôt, les parcelles en sont soulevées par l'air, et avec l'air elles peuvent pénétrer dons les voies respiratoires d'un autre être humain. Elles y apportent tous les bacilles dont elles sont chargées, et qui sont aussi vivants, malgré la dessication, que lorsqu'ils sont sortis du poumon du phtisique ; ces bacilles se fixent dans le nouveau poumon qui s'offre ainsi à eux et vont y accomplir le rôle de destruction qu'ils venaient d'accomplir chez le phtisique qui les avait rejetés avec ses crachats.

Et vous voyez maintenant pourquoi la contagion est si fréquente, si facile, pour qui vit auprès d'un phtisique ou le soigne. C'est que ce phtisique est, par ses crachats, une source perpétuelle d'émission de parasites dangereux qui vont souiller l'air autour de lui et seront inhalés, respirés, par toute personne qui va l'approcher. Les chances de contagion seront d'autant plus grandes que les contacts avec le malade seront plus fréquents et plus intimes, et voilà le secret de la contagion de la phtisie dans les familles, chez les infirmiers des hôpitaux, etc.....

Pour condenser en une formule brève le mode de pénétration du mal, nous pouvons dire que la phtisie pulmonaire *se respire*, qu'elle est inhalée avec l'air, en d'autres termes. Une autre tuberculose, la tuberculose intestinale, le carreau des enfants, est *ingérée* : elle entre, non plus par les voies respiratoires, mais par les voies digestives ; elle entre, non plus avec l'air mais avec les aliments, ou pour mieux dire avec un aliment : avec *le lait*.

L'homme n'a pas seul le fâcheux privilège de subir les atteintes de la tuberculose ; d'autres êtres en grand nombre partagent son sort, et au premier rang des animaux frappés, il faut citer les bovidés : le bœuf, la vache. Ces animaux nous fournissent la viande et le lait.

La viande des bovidés tuberculeux ne semble pas bien dangereuse pour l'homme ; sauf en cas de tuberculose extrêmement avancée de l'animal, elle ne donne guère asile au parasite qui produit la maladie. Il n'en est pas de même, il s'en faut, du lait.

Le lait peut contenir le bacille tuberculeux dans des conditions que nous allons préciser et devient alors, pour qui l'ingère et surtout pour qui en fait sa nourriture spéciale, — l'enfant, le malade au régime lacté par exemple, — un dangereux agent de contamination tuberculeuse, qui fait alors son siège électif, je vous l'ai dit, sur l'intestin, le péritoine et les ganglions abdominaux de la victime.

Le lait contient le bacille tuberculeux quand la vache tuberculeuse qui le fournit est atteinte de tuberculose de la mamelle ; cette localisation tuberculeuse n'est pas très fréquente peut-être chez les vaches tuberculeuses, mais elle n'est pas exceptionnelle. Il a été publié bien des exemples de tuberculose intestinale et mésentérique due au lait fourni par des vaches tuberculeuses ; l'un d'eux est célèbre, vraiment dramatique, le voici :

Le Dr Gosse, de Genève, eut le malheur de perdre, il y a quelques années, une fille de dix-sept ans. Jusqu'à la fin de 1892, elle avait vécu en santé excellente, sans avoir présenté le moindre signe qui pût faire soupçonner l'existence de la tuberculose. Mais, vers les premiers mois de 1893, la jeune fille se mit à dépérir et, pendant dix mois, tous les médecins de Genève l'examinèrent sans pouvoir reconnaître la cause de ce dépérissement. Elle succomba et le Dr Gosse eut le courage de faire son autopsie : il reconnut l'existence d'une tuberculose intestinale et mésentérique, c'est-à-dire d'une tuberculose entrée par la voie digestive, avec les aliments. Or, la famille du Dr Gosse allait passer le dimanche à la montagne, dans un petit domaine, et l'une des grandes joies de la jeune fille était de boire du lait de vache au sortir de la mamelle ; deux des vaches, dont elle buvait ainsi le lait, furent reconnues tuberculeuses et atteintes de tuberculose de la mamelle. Le Dr Gosse a voulu que cet enseignement ne fût pas perdu pour les pères de famille, et il a publié ce fait si tristement démonstratif.

Je pense, et bien des médecins pensent avec moi, que la tuberculose intestinale et mésentérique n'est pas la seule tuberculose dont la porte d'entrée dans notre organisme soit constituée par la voie digestive. Le lait tuberculeux est peut-être responsable aussi de la production de la méningite tuberculeuse ; mais ce n'est là encore qu'une hypothèse, sans la démonstration formelle qui existe pour la tuberculose intestinale.

⁎

Mesdames, Messieurs, après le tableau que je viens de vous tracer de la contagion de la tuberculose et tout spécialement de la phtisie pulmonaire, vous vous dites sans doute que le fléau nous guette de toutes parts, et que la lutte doit être bien difficile, que la phtisie est un mal presque fatal, et que l'éviter est au-dessus des ressources de la science humaine. Oui, certes, le danger est grand, car les phtisiques sont partout autour de nous, répandant à profusion leurs dangereux bacilles dans l'air que nous respirons : le phtisique reste debout et sort souvent même jusqu'à la mort, et il sème ainsi à loisir les germes de tuberculose sur le sol de la rue et dans tous les lieux publics qu'il fréquente comme nous, et où nous le rencontrons chaque jour.

Mais si le mal est grand, si je vous ai dit tous les dangers, gardons-nous d'exagérer, car à notre tableau, si noir jusqu'ici, il est plusieurs atténuations heureuses : la phtisie pulmonaire n'est *fatale* pour aucun être humain, elle est *curable*, et enfin, elle est *évitable* par des moyens qui découlent naturellement de nos connaissances actuelles sur l'affection. Et ce que je dis de la phtisie, la plus grave des tuberculoses, on peut le dire de toutes les autres formes, et spécialement de la tuberculose intestinale et mésentérique.

Vous avez tous entendu parler de tuberculose *héréditaire,* et vous avez pu en conclure qu'il était certains êtres humains, les descendants de parents phtisiques, qui étaient voués d'avance à la tuberculose pulmonaire. C'est là fort heureusement une erreur d'interprétation : il est vrai que les fils et filles de phtisiques succombent en grand nombre à la phtisie, et souvent dès leur jeune âge, mais ils n'étaient pourtant pas nés tuberculeux ! Conçus par des parents malades, ils sont venus au monde faibles et débiles, peu résistants d'avance à toutes les menaces de contagion ; et les voilà justement plongés, dès leur naissance, dans un milieu où les germes de contagion tuberculeuse sont semés en abondance par leurs parents phtisiques. Ils se contaminent et succombent : l'événement n'a rien qui puisse nous surprendre. Il eût suffi de les soustraire, dès leur naissance, au danger de la contagion, ils auraient échappé à la phtisie. Un médecin français l'a dit avec raison : on ne naît pas tuberculeux, mais tuberculisable, et la soi-disant tuberculose héréditaire se réduit simplement au fait d'une contagion par trop facilitée chez des sujets prédisposés par les conditions mêmes de leur naissance.

Non, la tuberculose pulmonaire n'est fatale pour personne, et elle ferait moins de victimes, les dangers de la contagion resteraient le plus souvent sans effet, si l'action de cette contagion n'était pas facilitée par tant de conditions dont il faut que je vous dise un mot, et qui constituent véritablement les *adjuvants* de la contagion.

Ces adjuvants, ce sont les maladies antérieures qui ont débilité l'organisme, les intoxications telles que l'alcoolisme, mais c'est surtout la misère et la vie dans les locaux mal tenus et resserrés, privés d'air. Ce n'est pas à la campagne que sévit surtout la phtisie : c'est à la ville, et plus l'agglomération est grande, plus fort est le tribut qu'y prélève la maladie. Bien plus encore, dans une agglomération la tuberculose pulmonaire fait son choix ; elle frappe là où le terrain est le mieux préparé pour elle. Ce ne sont pas à Paris, par exemple, les quartiers des Champs-Élysées, de la Madeleine, de la Chaussée-d'Antin, de la Muette, qui fournissent à la phtisie la majeure partie de ses victimes. Ce sont les quartiers pauvres et surpleuplés du XVIIIe, du XIXe et du XXe arrondissement.

La misère fait tomber la résistance devant toutes les maladies contagieuses ; la privation d'air débilite l'organisme, et l'entassement d'une famille entière dans une chambre qui pourrait à peine normalement loger une personne multiplie les contacts intimes, si favorables à la contagion. La malpropreté se joint enfin à toutes ces conditions pour assurer encore la contagion.

Quand le germe de la phtisie pulmonaire tombe dans un milieu de pauvres gens, gagnant à peine ce qu'il leur faut, non pour vivre, mais pour ne pas mourir de faim, resserrés dans un local étroit où ils se disputent un air insuffisant, malpropres parce qu'il faut songer à vivre avant que de songer à d'autres soins, c'est la condamnation à mort presque fatale de toute la famille, et cette histoire est l'histoire banale d'un nombre infini de maisons des quartiers pauvres de Paris et de toutes les grandes villes.

Nous rendons vraiment la tâche trop facile à notre ennemie, et si la tuberculose pulmonaire peut nous apparaître encore avec ce caractère de fatalité que je signalais, c'est que nous n'avons rien fait jusqu'ici pour l'en dépouiller.

Une notion consolante encore et bien établie est la suivante : si la tuberculose nous menace tous, elle trouve en certains sujets une résistance absolue qu'elle ne peut vaincre.

Si la tuberculose a ses prédisposés, elle a aussi ses réfractaires, comme d'ailleurs toute maladie contagieuse, et ces réfractaires paraissent heureusement fort nombreux. M. Metchnikoff nous a dévoilé dans ses études sur la phagocytose le mécanisme de cette résistance. Elle consiste dans la lutte qu'entament avec le parasite de la tuberculose certaines cellules de notre organisme qui se jettent sur lui, l'englobent et le dévorent.

La phtisie est *curable*, vous ai-je dit : elle est, suivant l'expression de M. le Professeur Grancher, la plus curable des maladies chroniques. Elle peut guérir *seule*, elle guérit surtout quand on aide le processus de guérison,

Je pourrais vous citer bien des exemples de guérison spontanée, mais j'aime mieux vous parler de la guérison provoquée, celle qu'obtient aujourd'hui la médecine.

Alimentation abondante, repos complet et vie au grand air, sont les trois termes nécessaires de cette guérison artificielle. Le phtisique riche réalise facilement ce triple desideratum chez lui ; il le trouve aussi dans les établissements particuliers où la cure se fait méthodiquement, dans les *sanatoriums* en d'autres termes. Mais le phtisique pauvre, lui, ne trouve nulle part aujourd'hui les conditions matérielles nécessaires à la guérison. Il guérit si la nature le veut ainsi ; il meurt dans l'immense majorité des cas, soit chez lui, et en contagionnant les siens, soit à l'hôpital, qui devrait pouvoir le traiter, mais qui n'est en réalité qu'un asile le recueillant *in extremis*. Il n'existe guère de sanatoriums que pour les phtisiques riches, qui guériraient chez eux s'ils le voulaient : il n'existe encore aucun sanatorium, en France du moins, pour les phtisiques pauvres, qui en ont tant besoin, et que ces établissements arracheraient à la mort.

Cette situation va je crois se modifier heureusement : des entreprises privées s'occupent de la question.

Nullement *fatale*, souvent *curable*, la tuberculose est de plus *évitable*, vous ai-je dit tout à l'heure. Elle est évitable comme toutes les maladies contagieuses dont on connaît le germe, comme la fièvre typhoïde, le choléra par exemple.

Détruire la cause du mal, c'est-à-dire le parasite qui fait la tuberculose, dès que nous pouvons le saisir ou que nous le soupçonnons quelque part ; supprimer les causes adjuvantes qui aident à l'efficacité de la contagion : voilà les grands principes de la lutte contre la tuberculose. Dans cette lutte, nous allons faire appel aux ennemis *naturels* et *artificiels* du parasite.

Ses ennemis naturels, ce sont ceux de tout microbe : l'*air* et la *lumière*. Sous leur influence, le microbe de la tuberculose perd sa virulence et ne tarde pas à se détruire.

Ses ennemis artificiels, ce sont ceux que nous avons appris à diriger contre les microbes et que l'on réunit sous le nom de *désinfectants*, la chaleur humide (ébullition, action de la vapeur à 100°, ou de la vapeur sous pression) et les antiseptiques en solution.

Les règles générales de la prophylaxie de la tuberculose peuvent se formuler de la façon suivante. Il faut éviter la projection des crachats de phtisique sur le sol, aussi bien dans les appartements privés qu'au dehors dans les lieux publics. Les crachats doivent être recueillis et gardés humides, c'est-à-dire préservés de toute dessiccation jusqu'à la destruction de leur virulence par la désinfection. Cette prescription est une condamnation formelle de ces crachoirs à sable ou à sciure que l'on voit partout aujourd'hui, et qui ne remplissent qu'un rôle : dessécher le plus rapidement possible le crachat, le convertir en poussière qui ira semer dans l'air, à la moindre agitation, les germes tuberculeux. Est seul admissible un crachoir contenant un liquide et prévenant ainsi la dessiccation du crachat.

Rien de plus pernicieux encore que le balayage à sec des lieux où des phtisiques ont pu séjourner ou même passer : ce balayage soulève une poussière qui peut renfermer des bacilles de la tuberculose et répand cette poussière dans l'air. A ce balayage à sec doit être substitué le balayage au linge mouillé, à la sciure humide ou le lavage à l'eau, qui ne font pas de poussière.

Le lait enfin ne doit être consommé que bouilli. Méfiez-vous même, j'allais dire surtout, à la campagne des vaches que vous croyez connaître et dont vous certifieriez volontiers l'état de santé, et rappelez-vous qu'une bête en superbe état de santé apparent peut être tuberculeuse, et tuberculeuse relativement avancée.

Il n'existe que quelques rares établissements industriels laitiers dont le lait puisse être consommé à l'état cru : ce sont les établissements dont les vaches sont tuberculinées. Vous vous souvenez tous qu'il y a quelques années, R. Koch annonça qu'il avait extrait de ses cultures de bacilles tuberculeux une substance merveilleuse, la tuberculine, qui devait procurer des cures admirables : elle ne procura que des déceptions et des accidents à ceux qui avaient cru à ses vertus thérapeutiques, mais elle est restée comme un excellent moyen de déceler la tuberculose chez les animaux. Injecte-t-on à une vache quelques centigrammes de tuberculine, elle n'éprouve aucun phénomène pathologique si elle est saine ; elle est prise d'une élévation très nette de température si elle est tuberculeuse. Les nourrisseurs et les éleveurs intelligents ont donc un moyen pratique et d'efficacité certaine de garantir leurs étables de la tuberculose : il leur suffit de faire éprouver leurs bêtes à la tuberculine et de se défaire de celles qui n'ont pas supporté l'épreuve.

C'est justice, quand on parle de tuberculine, de rappeler le nom du savant qui s'est fait le propagateur en France de la tuberculinisation : M. le Professeur Nocard.

Par malheur l'emploi de la tuberculine, qui écarte les bêtes malades, est trop peu répandu encore pour que l'usage du lait cru puisse être pratiqué sans danger : l'ébullition, en tuant les microbes de la tuberculose dans le lait, reste la meilleure sauvegarde du consommateur. Ce n'est pas tout de tracer les règles de la prophylaxie générale : la lutte contre la maladie diffère encore suivant les cas d'espèce. Envisageons-là sous ses diverses faces : dans la famille, dans les grands établissements publics, enfin dans l'Etat.

Dans la famille, il faut d'abord, s'il existe quelque cause de contagion tuberculeuse, éloigner au plus tôt les prédisposés ; c'est un point dont nous avons montré l'importance.

Le phtisique ne doit pas être redouté des siens : il est curable, il faut le lui répéter avec assurance, et il n'est nullement dangereux si l'on sait

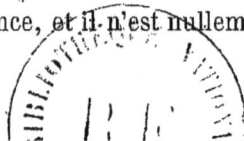

prendre les précautions nécessaires. Munissez-le d'un crachoir convenable, montrez-lui qu'il doit, dans l'intérêt des siens, ne jamais cracher à terre, détruisez les germes de ses crachats par l'ébullition, faites désinfecter les linges qu'il a portés ou touchés et qu'il a pu contaminer, supprimez de sa chambre le tapis, les tentures, les rideaux de lit, véritables réceptacles de poussière dangereuse, nettoyez le plancher de sa chambre au linge humide et vous aurez réalisé toutes les conditions qui vous permettront de garder votre malade et de le soigner sans danger.

Le malade vient-il à succomber, une désinfection complète de la chambre et de tous les objets mobiliers qu'elle contient est indispensable. A Paris, le service de désinfection municipale assure ces désinfections. La chambre d'un phtisique décédé ne doit être réoccupée qu'après la désinfection.

Aux établissements publics et privés il appartient d'écarter les phtisiques, s'il s'en trouve dans l'agglomération : les mesures les plus rationnelles sont aujourd'hui prises dans l'armée, par exemple, pour écarter les tuberculeux avérés ou seulement suspects. Il appartient à ces administrations de prévenir la contagion éventuelle par une application des règles générales que nous avons tracées, et l'une des principales consiste à éviter la projection des crachats à terre. Je considère comme un progrès utile, surtout en ce qu'il constitue un mode d'éducation du public, l'avis que beaucoup d'administrations font afficher dans leurs locaux, leurs voitures, wagons, etc., et qui recommande au public de ne pas cracher sur le sol, en lui faisant connaître les dangers de cette pratique.

Ici se placerait un chapitre intéressant : celui des mesures à prendre dans les hôpitaux, foyers de contagion tuberculeuse, non seulement pour les infirmiers, mais encore pour les malades non tuberculeux faisant dans les salles un long séjour. La première mesure qui s'impose est l'isolement des tuberculeux ; ils doivent être placés dans des hôpitaux spéciaux ou des quartiers spéciaux, ou même simplement dans des salles spéciales, qui seront munis de tous les moyens d'antisepsie nécessaire. Cette mesure, qui permettrait de mieux soigner les tuberculeux et épargnerait la vie des autres malades et des infirmiers, une Commission qui siégea, il y a quelques années, à l'Assistance publique de Paris, la réclama : elle fut adoptée sur le papier et elle est restée à peu près lettre morte, au grand préjudice à la fois des phtisiques et des autres malades. L'état des choses est encore plus lamentable dans les hôpitaux de province, est-il besoin de vous le dire !

La prophylaxie d'État, la lutte contre la tuberculose par l'État est une question complexe que je ne puis qu'effleurer. Deux États ont commencé la lutte et l'ont faite chacun dans un esprit très différent : l'Angleterre et l'Allemagne.

En Angleterre, on s'est attaqué au logement insalubre : on a rasé au nom de la loi les maisons insalubres avec leurs courettes, ruelles et culs-de-sac ; on a imposé aux nouvelles bâtisses d'être placées entre cour et jardin, de manière à donner aux chambres de l'air et de la lumière, et une aération permanente aux maisons.

Bref. on s'est adressé aux *ennemis naturels* du bacille de la tuberculose : l'air et la lumière, et on a supprimé l'encombrement, adjuvant énergique de la contagion. On a dépensé pour cela des millons de livres sterling et on a réussi d'une façon très heureuse : il semble que l'Angleterre soit aujourd'hui, et de beaucoup, le pays où l'on meurt le moins de tuberculose pulmonaire.

En Allemagne on est parti d'un principe tout différent ; la base de la prophylaxie paraît être l'isolement du tuberculeux dans un sanatorium et son traitement ; de là le mouvement qui vient de créer en Allemagne tant de sanatoriums. Isoler le contagieux et le rendre à la santé est un moyen de lutte très rationnel, excellent même ; mais ce n'est en l'espèce qu'une façade. Ce que l'on envoie en effet d'office au sanatorium, en Allemagne, c'est le pauvre à la première période de la tuberculose, et c'est la caisse d'assurance à laquelle il est affilié qui l'y envoie : il s'agit tout simplement de prolonger, par une remise en état de l'ouvrier, le temps pendant lequel il sera apte à travailler et ne pèsera pas sur la caisse d'assurances. Du tuberculeux pauvre avancé, nul ne se soucie. En réalité les sanatoriums allemands pour pauvres profitent réellement aux phtisiques, mais ce n'est pas dans un pareil esprit, où le but utilitaire masque trop le but humanitaire, que la lutte contre la tuberculose doit être entreprise. Un point intéressant est à retenir cependant de l'organisation allemande : c'est la subvention quotidienne versée à la famille du malade en traitement au sanatorium.

En France, l'Etat n'a rien fait, absolument rien, pour arrêter la marche croissante du mal qui contribue pour une large part à notre dépopulation, comme contribue d'autre part à la déchéance de la race un fléau qu'on arrêtera quand on le voudra, c'est-à-dire quand de misérables intérêts particuliers cesseront de s'y opposer, je veux dire l'alcoolisme. Le Gouvernement vient de nommer cependant une commission qui s'est mise avec ardeur au travail et qui doit proposer les mesures à opposer à la tuberculose. La commission arrêtera ces mesures et fera de bonnes propositions : là-dessus je n'ai pas d'inquiétude ; j'en ai beaucoup plus sur la suite qui sera donnée à ces propositions.

Et pourtant si l'État voulait cesser d'être indifférent, s'il voulait, pour une fois, s'intéresser à ces problèmes d'hygiène sociale qui touchent à la vie même de notre pays, et à celui de la tuberculose en particulier, que de bien il pourrait faire ! Assainir, modifier ou faire disparaître les logements insalubres, imposer aux administrations hospitalières les mesures de sauvegarde du personnel et des malades contre les tuberculeux, s'intéresser à l'édification de sanatoriums où les tuberculeux pauvres trouveront traitement en même temps qu'isolement, assurer le pain à la famille du malade en traitement, édicter les mesures d'hygiène auxquelles doivent se soumettre les administrations publiques et privées et les particuliers pour participer à l'extinction du mal : voilà un programme incomplet assurément, mais dont l'exécution aurait vite fait de sauver la moitié des existences sacrifiées aujourd'hui à la phtisie.

L'État le voudra-t-il ? Je ne sais. Mais s'il ne le veut pas aujourd'hui, il faut qu'il le veuille demain, et il le voudra quand l'opinion publique lui dictera son devoir.

Il vous appartient à vous, Mesdames et Messieurs, de hâter ce moment par vos efforts et votre propagande, et si j'ai pu réussir à vous convaincre que la tuberculose doit être combattue et qu'elle peut l'être, je serai doublement heureux de l'honneur que m'a fait l'Association en m'appelant à parler devant vous !

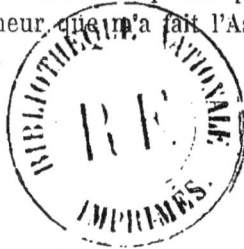

www.ingramcontent.com/pod-product-compliance
Lightning Source LLC
Chambersburg PA
CBHW050433210326
41520CB00019B/5913